AF286543

Abnehmen mit Quantenenergie

Schlank durch energetische Selbsthilfe – eine Anleitung

Maria Fromm

Inhaltsverzeichnis

Einführung

Mit diesem Buch halten Sie das ultimative Produkt für ein dauerhaft schlankes Leben in Ihren Händen. Dieses Produkt lässt Ihre Pfunde schmelzen und das Beste ist, Sie können dabei alles essen was Sie wollen. Mit dieser ultimativen „Wunderpille" können Sie sich nach Herzenslust mit allem vollstopfen was Ihnen in die Finger kommt. Lesen Sie diesen Ratgeber und es ist egal wie viel Schokolade, Gummibärchen oder andere fett- und zuckerhaltige Speisen Sie zu sich nehmen.

So ähnlich könnte der Werbetext für diesen Ratgeber aussehen, wenn es sich bei diesem Buch um ein gewöhnliches Produkt zur Gewichtsreduktion handeln würde. Täglich werden wir von zahlreichen Firmen mit Produkten bombardiert, die uns das Gefühl geben sollen, dass wir so weiter machen können wie bisher, und wir trotz übermäßiger und falscher Ernährung, sowie mangelnder Bewegung einen schlanken und straffen Körper bekommen werden.

Solche Versprechen sind sehr verlockend. Weil alles was keine Mühe bereitet und, zu einem gewünschten Ziel führt, unsere Bequemlichkeit unterstützt. Seien wir mal ehrlich, sind wir nicht alle mehr oder weniger bequem? Wollen wir nicht alle möglichst mühelos an unsere Ziele kommen? Das menschliche Bedürfnis, immer den Weg des geringsten Widerstandes zu gehen, ist effizient und hat seine Vorteile. Die Fähigkeit sich die Dinge einfach zu machen beugt Stress vor und spart Energie, die wir für andere Dinge nutzen können, bei denen wir sie brauchen. Nehmen wir einmal an, es würde diese Wunderpille für das Abnehmen wirklich geben. Sie könnten essen soviel Sie wollen und diese Pille zum Abnehmen würde Ihren Stoffwechsel so sehr beschleunigen, dass Sie kein Fett mehr ansetzen würden. Glauben Sie, dass die Ursachen für Ihr Übergewicht damit wirklich behoben wären?

Ich möchte Ihnen eine Frage stellen: Was glauben Sie ist der Grund dafür, dass Sie übergewichtig sind? Ihr erster Gedanke ist vielleicht, dass Sie zu viel oder falsche Nahrung zu sich nehmen und Sie sich, im Gegensatz dazu, zu wenig bewegen. Fast jeder der übergewichtig ist kennt die Ursache von übermäßiger oder falscher Nahrungsaufnahme und mangelnder Bewegung - man wird dick! Aber steckt nicht noch viel mehr dahinter? Wenn der Großteil aller übergewichtigen Menschen sich der Tatsache bewusst ist, dass zu fett- und zuckerhaltige Nahrung Übergewicht erzeugt, warum lassen sie diese Nahrungsmittel nicht einfach weg? Ist es nur Bequemlichkeit oder kann es sein, dass hinter dem Bedürfnis, zu viel, zu süß oder zu fett zu essen, ein gewisses Ungleichgewicht steht? Für Einige, liebe Leserinnen und Leser, ist dieser Denkansatz bestimmt nicht neu. Vielleicht denken Sie jedoch nun zum ersten Mal darüber nach, dass vielleicht mehr hinter Ihrem Übergewicht steckt, als nur eine erhöhte Kalorienzufuhr und mangelnde Bewegung. Bevor ich Ihnen die Übungen, zum Abnehmen mit Quantenenergie, erkläre, möchte ich Ihnen noch einmal ins Bewusstsein rufen, dass es den meisten Menschen nicht gelingt, ihr Essverhalten zu ändern, obwohl sie sich im klaren darüber sind, dass zu fett- und zuckerhaltige Speisen, in Kombination mit mangelnder Bewegung, letztendlich zu Übergewicht führen und daraus oft großes Leid für den Betroffenen entsteht.

Alle Lebewesen streben nach Harmonie. Sogar Lebewesen die, in Ihren Augen, vielleicht weniger harmonisch auf Sie wirken. Wenn Sie sich einen Löwen vorstellen der, mit Blut verschmierten Maul, eine frisch gerissene Gazelle verspeist, dann ist dieses Bild, für die meisten Menschen, nicht besonders harmonisch. Auf der anderen Seite folgt der Löwe nur seinem natürlichen Verhalten. Auch er benötigt eine gewisse Form von Zuneigung, denn auch Löwen schmusen. Der Löwe folgt seiner von der Natur vorgegebenen Lebensweise (wenn man ihn lässt und nicht in einen Käfig sperrt) und lebt, wie die meisten anderen Lebewesen in der Natur, glücklich und harmonisch. Haben Sie schon mal einen fetten Löwen gesehen?

Sicher schmunzeln Sie jetzt ein wenig und verneinen meine Frage. Es ist nicht möglich, dass ein Löwe, der in seiner natürlichen Umgebung lebt, keine industriell hergestellten Produkte zur Verfügung hat und ein harmonisches Leben führt, übergewichtig wird. Aber stellen Sie sich doch bitte einmal folgende Szene vor:

Stellen Sie sich vor, die Welt des Löwen würde sich verändern und die Tiere würden beschließen eine Zivilisation zu gründen. Der Löwe könnte nun nicht mehr seinem natürlichen Bedürfnis nach Anspannung und Entspannung, in der für ihn abgestimmten Harmonie, folgen und müsste stattdessen täglich, und teilweise bis über seine körperlichen und geistigen Grenzen hinaus, irgendwelche Arbeiten verrichten. Anstatt stundenlang zu faulenzen (ja Raubtiere sind sehr faul) und gelegentlich Beute zu jagen, ist er den ganzen Tag damit beschäftigt mit seinen großen Pranken Löcher zu graben, da die Welt der Tiere sich dazu entschieden hat eine Zivilisation zu gründen. Die Häuser müssen auch Fundamente haben, welche tief ins Erdreich reichen. Er hat nun keine Zeit mehr zum Jagen und wird stattdessen von anderen Tieren nicht mehr mit frischem Fleisch, sondern künstlich hergestellten Nahrungsmitteln, die nicht seiner Natur entsprechen, gefüttert. Da es in dieser tierischen neuen Welt, in der Zukunft, auch Anführer geben muss, wurden bereits die stärksten Tiere als „Arbeitgeber" auserkoren und diese drängen den Löwen immer schneller zu arbeiten und immer tiefere Löcher zu graben, damit der Fortschritt, der modernen Zivilisation, noch schneller voran kommt. Schließlich brauchen die geplanten Gebäude ein Fundament. Der Löwe gerät nun immer mehr in Stress.

Er findet aus Zeitmangel keinen Ausgleich mehr und findet auch immer weniger Zeit, um mit seiner Familie zu schmusen oder andere familiäre Rituale durchzuführen. Da er nun einen großen Druck in sich verspürt, hat er es sich mittlerweile angewöhnt in den modernen Einkaufsmärkten, die bereits in dieser tierischen Zivilisation entstanden sind, sich täglich vor der Arbeit mit ausreichend Süßigkeiten, Alkohol und natürlich einer extra Portion von den fetten Saucen auszustatten, welche ihm die, für ihn nicht vorgesehene, unnatürliche Nahrung schmack-hafter machen sollen. Er hat mittlerweile gemerkt, dass ihn diese Scheinnahrungsmittel für kurze Zeit aufputschen und ihm für den Moment, in dem er diese zu sich nimmt, ein gewisses Gefühl der Befriedigung geben. Er bewegt sich zwar, aufgrund seiner körperlichen Arbeit, sehr viel, jedoch nicht naturgemäß und die Kalorienzufuhr ist so hoch, dass selbst die harte Arbeit nicht ausreicht um diese zu verbrennen.

Können Sie sich nun einen fetten Löwen vorstellen? Es fällt Ihnen jetzt sicherlich leichter, oder nicht?

Vielleicht haben Sie sich ein bisschen in dem Löwen wieder erkannt. Es gibt viele mögliche Ursachen die einen Menschen dazu bewegen können, sein Verhalten nicht zu ändern, obwohl er weiß, dass es ihm massiv schadet. Ob jemand nun zu viel isst, weil er ein Gefühl von innerer Leere spürt oder weil er damit seinen alltäglichen Stress reduzieren möchte, spielt im Einzelnen keine Rolle. Man kann das Ganze in zwei Worten zusammenfassen - fehlende Harmonie! Jemand, der übergewichtig ist, befindet sich in einem disharmonischem Zustand. Dieses Buch hat den Titel „Abnehmen mit Quantenenergie" und deshalb möchte ich Ihnen hier keinen

Ernährungsratgeber bieten. Meine Aufgabe soll es in diesem Buch auch nicht sein, Ihnen mit psychologischen Mitteln zu helfen, tiefgreifende Probleme zu analysieren und zu therapieren. Es gibt sehr gute psychologische Methoden um Probleme zu analysieren und auch zu beheben, aber diese sind so kompliziert, dass Sie einen Fachmann benötigen. Für den Betroffenen sind diese Methoden mit Hilfe eines Buches nicht umsetzbar. In den vergangenen Jahren sind jedoch neue Erkenntnisse aus der Quantenphysik und dem "Alternativen Heilen" immer mehr ins Gespräch gekommen. So liest man, zum Beispiel in Bezug auf das Alternative Heilen, immer mehr vom Heilen mit Quantenenergie.

In seinem Buch „Anleitung zum Heilen mit Quantenenergie: Selbstheilung und Fremdheilung" hat mein Ehemann, Friedbert Fromm, der genau wie ich als energetischer Heiler im In- und Ausland tätig ist, die Aktivierung der Selbstheilungskräfte zu einer kompakten Anleitung zusammengefasst und detailliert beschrieben. In diesem Ratgeber geht es ausschließlich um die praktische Durchführung der Methode und nicht um die Theorie, die dahinter steckt. Über diese sind sich sogar Physiker teilweise noch uneinig. In diesem kleinen Ratgeber möchte ich mich ebenfalls auf die praktische Durchführung konzentrieren und Ihnen energetische Selbsthilfemethoden vermitteln, mit deren Hilfe Sie sich wieder in einen harmonischen Zustand bringen können und, ohne zwanghaft auf bestimmte Nahrungsmittel verzichten zu müssen, dauerhaft abnehmen können.

Bei diesem Satz handelt es sich keinesfalls um einen Werbeslogan für eine Wunderpille. Wenn Sie sich mit Hilfe der aufgeführten Selbsthilfemethoden, wann immer Sie es für notwendig halten, selbst harmonisieren, ist ein Verzicht auf bestimmte (Schein-) Nahrungsmittel nicht notwendig, weil das Verlangen nach ihnen, meiner Erfahrung nach, dann automatisch verschwinden wird. Wenn Sie mit der Methode der Quantenheilung bereits vertraut sind, werden Ihnen einige Teile, der genannten Selbsthilfemethoden, bekannt vorkommen. Da es jedoch in diesem Buch speziell um das Thema Abnehmen geht, wurden die Methoden diesbezüglich angepasst. Wenn Sie sich noch nie mit dem Thema „Heilung mit Quantenenergie" beschäftigt haben, möchte ich Ihnen mit Nachdruck ans Herz legen sich, wie Friedbert Fromm es bereits in seinem Buch geschrieben hat, mit einer kindlichen Neugier auf die Übungen einzulassen. Sie dürfen gerne kritisch sein.

Sie brauchen nicht an Übersinnliches zu glauben und auch generell nicht gläubig sein. Wichtig ist nur, dass Sie die beschriebenen Übungen, neugierig und mit einer gewissen Offenheit, praktizieren, damit sie auch ihre volle Wirkung entfalten können. Darüber hinaus braucht Veränderung auch eine gewisse Zeit. Alle Methoden, die Sie hier in diesem Buch finden werden, wirken sofort und bereits bei der ersten Anwendung. Das bedeutet nicht, dass Sie bereits nach den ersten Tagen schon zehn Kilo, an überflüssigem Gewicht, abgenommen haben.

So etwas zu behaupten wäre nicht nur unseriös, sondern auch Quatsch. Der Körper braucht eine gewisse Zeit um sich auf Veränderungen einzustellen. Vielmehr ist es jedoch so, dass die Übungen eine energetische Wirkung auf Ihren Körper haben, welche eine Harmonisierung, und den darauf folgenden Prozess des Abnehmens, in Gang setzt. Wie schnell oder wie viel Sie abnehmen werden hängt von Ihrer Ausgangssituation ab. Ich wage es nicht Ihnen hier eine Prognose zu stellen. Auch das würde ich als unseriös empfinden. Viele Menschen haben den Wunsch besonders schnell abzunehmen und treten mit der Frage nach einer bestimmten Kilozahl in zwei Wochen, an mich oder meinen Mann, bei unserer täglichen Heilerarbeit, heran.

Deshalb möchte ich Ihnen hier noch einmal ganz deutlich ans Herz legen:

Konzentrieren Sie sich nicht auf einen schnellen Abnehmerfolg, oder auf den Verzicht bestimmter Nahrungsmittel, so wie Sie es von einer Diät gewohnt sind.

Wenn das funktionieren würde, wären Sie bereits dauerhaft schlank, weil ich glaube, dass auch Sie bereits zahlreiche Diäten hinter sich haben. Wenn nicht, wären Sie eine Ausnahme unter allen übergewichtigen Menschen. Legen Sie Ihre Konzentration auf die Durchführung der genannten Methoden und vollziehen Sie diese mit einer gewissen Offenheit, einer kindlichen Neugier und konstant, so wie sie hier in diesem Buch beschrieben stehen. Wenn Sie sich darauf konzentrieren, bin ich mir sicher, dass Sie positive Veränderungen erleben werden. Ich wünsche Ihnen nun viel Spaß mit dem ersten Kapitel und den Kontakt mit Ihrem „reinen Bewusstsein".

Die Basis: Das reine Bewusstsein

Egal wie stressig das Leben für den einen oder anderen auch sein mag, so fast jeder von uns kennt die kleinen Momente, in denen wir uns scheinbar aus dem Nichts heraus von äußeren Einflüssen lösen, unsere Aufmerksamkeit nach innen richten. Mir ging es sehr oft in der Schule so. Es gab in unserem Jahrgang einen Lehrer der das Talent hatte besonders langweilig zu unterrichten. Während er versuchte, den teilweise auch interessanten Lernstoff zu vermitteln, kam es bei mir regelmäßig vor, dass ich mich, ohne es zu wollen, irgendwie von dem was er sagte löste und in mich gegangen bin. Ich hörte zwar, dass der Lehrer zu mir redete, allerdings nahm ich nicht mehr wahr was er mir zu vermitteln versuchte. Ich nahm den Klang seiner Stimme wahr, jedoch nicht den Inhalt seiner Worte.

Man könnte hier unzählige Beispiele nennen und ich denke, dass auch Ihnen sehr viele Momente in Ihrem Leben einfallen werden, wenn Sie versuchen sich einmal daran zu erinnern, wann Sie ebenfalls so einen Zustand erlebt haben. Gemeint ist der Zustand in dem in Ihrem Kopf, für eine kurze Zeit, absolute Stille herrscht. In diesen Situationen fixiert man oft, ohne es zu merken, einen bestimmten Punkt mit seinen Augen.

Es kann vorkommen, dass der Blick dabei leicht verschwimmt. Dieser wunderschöne nach innen gerichtete Zustand wird, dann oft nach einer bis wenigen Sekunden, durch äußere Einflüsse wieder unterbrochen. Zum Beispiel, wenn jemand Ihren Namen ruft oder unmittelbar in Ihrer Nähe ein lautes Geräusch ertönt. Bitte verwechseln Sie diesen Zustand nicht mit den Tagträumen. Anders als beim Tagträumen ist unser Kopf, in diesem Moment, völlig gedankenfrei. Wir existieren einfach. Im Gegensatz dazu erleben wir beim Tagträumen innere Bilder und auch Gefühle.

Ist Ihnen vielleicht noch kein solcher Moment eingefallen? Lassen Sie mich Ihnen noch ein Beispiel geben, welches Ihnen mit Sicherheit bekannt vorkommen wird. Es ist Sonntagmorgen und weil es Ihr freier Tag ist, haben Sie sich keinen Wecker gestellt. Nach einem tiefen und ausgiebigen Schlaf werden Sie ganz langsam wach und befinden sich in einem Zustand, in dem Sie Ihre Augen noch geschlossen haben. Sie sind unfähig Ihren Körper vor Schwere zu bewegen, nehmen aber dennoch alles wahr. Sie befinden sich schon nicht mehr im Schlaf sondern wissen, dass Sie sich im Moment auf dem Bett befinden und kurz davor sind aufzustehen. Obwohl Sie geistig bereits hellwach sind, spüren Sie eine Schwere in Ihrem Körper, die es Ihnen unmöglich macht sich zu bewegen und Ihre Augen sind geschlossen als wären sie zugeklebt. Obwohl Sie geistig hellwach sind, denken Sie in diesem Moment an nichts. Sie sind einfach da, wissen, dass Sie da sind, aber denken über nichts nach.

In diesem Zustand, den jeder Mensch als angenehm empfindet, sind wir bei vollem Bewusstsein und trotzdem denken wir nicht. Es ist ein Zustand voller Harmonie, sowohl geistiger als auch körperlicher Entspannung. In diesen kurzen Momenten sind wir jedes Mal, für kurze Zeit, mit dem "reinen Bewusstsein" (der universellen Energie) verbunden. Allerdings auch mit Schwankungen. Wir existieren in diesem Moment ohne Sorgen, Kummer oder Ängste, egal was uns sonst im Alltag beschäftigt. Die Beziehungskrisen, Krankheit, Geldsorgen oder sogar Schmerz, in dem kurzen Augenblick, in dem wir uns in reinem Bewusstsein befinden, spielt nichts mehr eine Rolle.

Können Sie sich vorstellen, dass genau dieser Zustand sehr entscheidend für das Abnehmen sein kann? Wenn man beachtet, dass dieser (fantastische) Zustand so besonders ist, dass darin weder Sorgen, Not noch Schmerz eine Rolle spielen, dann muss das schon ein ganz besonderer Bewusstseinszustand sein. Und genau das ist er auch. In diesem Zustand können kleine Wunder geschehen, da Geist und Körper sich genau in diesem Moment harmonisieren. Die Zeitspanne dieser Zustände, die wir meist unwillkürlich erleben, ist leider sehr kurz. Mit ein bisschen Übung können wir jedoch, zum Einen die Zeitspanne verlängern und zum Anderen, diesen Zustand auch willkürlich herbeiführen. Es gibt verschiedene Methoden dazu. Zwei Methoden stelle ich Ihnen nun vor.

Erste Methode:

Setzen oder legen Sie sich bequem hin. Schließen Sie die Augen und atmen Sie tief ein. Halten Sie jetzt den Atem so lange an, bis Sie spüren, dass sich der natürliche Atemreflex meldet. Übertreiben Sie es dabei nicht. Es reicht wenn Sie den Atem ein paar Sekunden anhalten. Atmen Sie dann wieder aus und anschließend normal weiter. Sie werde spüren wie, der dadurch hervorgerufene Gasaustausch in Ihrer Lunge Sie mehr und mehr entspannt.

Wenn Sie diese Atemtechnik 1-3 Mal wiederholt haben, sollten Sie spürbar ruhiger geworden sein. Ich empfehle Ihnen beim Wiederholen dieser

Atemtechnik jedes Mal für 20-30 Sekunden Pause zu machen, bevor Sie erneut die Luft anhalten. Dann können Sie sicher sein, dass sich Ihr normaler Atemrhythmus wieder eingestellt hat. Das wirkt sich positiv auf die Wirkung aus.

Stellen Sie sich anschließend bitte folgende Fragen nacheinander:

1. Wer bin ich?
2. Warum bin ich derjenige, der ich bin?
3. Wer wäre ich, wenn ich jemand anderes wäre?
4. Wer oder was hätte ich noch sein können?

Nachdem Sie sich diese Fragen selbst gestellt haben, öffnen Sie bitte wieder Ihre Augen und überlegen Sie einmal, was Sie in der kurzen Zeitspanne, zwischen den an Sie selbst gerichteten Fragen und der Formulierung der Antworten (falls es Ihnen möglich war), gedacht haben.

Fällt es Ihnen schwer eine Antwort auf diese Überlegung zu finden? Ich möchte Ihnen helfen. Selbst wenn es Ihnen möglich war auf jede der vier Fragen eine Antwort zu finden, so gab es zwischenzeitlich Momente des reinen bzw. klaren Bewusstseins. Diese Momente waren sehr kurz, aber sie waren da. Um den Zustand des klaren Bewusstseins, wenn auch nur sehr kurz, zu erleben schlage ich vor, dass Sie diese Übung einige Male wiederholen. Diesmal jedoch mit dem Wissen, dass es sich bei dem Zustand, kurz nach der gestellten Frage, um den Zustand des reinen Bewusstseins handelt.

Zweite Methode

Eine weitere Übung, die ich aufgrund ihrer Effektivität gerne empfehle, möchte ich Ihnen im Folgenden vorstellen. Wenn Sie sich mit der ersten Übung noch etwas schwer getan haben, wird es Ihnen mit dieser zweiten Übung wahrscheinlich leichter fallen.

Setzen oder legen Sie sich bitte bequem hin. Schließen Sie wieder Ihre Augen. Atmen Sie tief ein und halten Sie den Atem erneut einige Sekunden an. Wenn der Körper Ihnen durch den Atemreflex zeigt, dass es an der Zeit ist weiter zu atmen, atmen Sie einfach aus und folgen Sie Ihrem natürlichen Atemrhythmus. Sie werden wieder spüren, wie sich der Körper nach der kurzen Atempause mehr und mehr entspannt. Wiederholen Sie diese Atemtechnik ein bis drei Mal, bis Sie spürbar ruhiger und entspannter geworden sind. Denken Sie dabei an die Pause von mindestens 20 Sekunden, bevor Sie den Atem erneut anhalten. Sollte Ihr Mund noch nicht geschlossen sein, dann schließen Sie spätestens jetzt Ihren Mund und atmen Sie nur durch die Nase. Stellen Sie sich dabei vor, dass Sie nur durch das rechte Nasenloch einatmen und durch das linke Nasenloch aus. Rechts ein, links aus. Folgen Sie dabei mit Ihren Gedanken dem Kreislauf der Atemluft. Bei dieser Übung möchte ich nochmal auf die kindliche Neugier zu sprechen kommen, auf die ich Sie im Vorwort dieses Ratgebers hingewiesen habe. Es ist anatomisch nicht möglich durch ein Nasenloch einzuatmen und durch das andere Nasenloch aus. Es geht jedoch hierbei nur um Ihre Vorstellung. Stellen Sie sich einfach vor, wie die Atemluft durch das rechte Nasenloch einströmt und beim Ausatmen durch das linke Nasenloch ausströmt.

Nach wenigen Minuten werden Sie vollkommen ruhig und gelassen sein und sich im Zustand des reinen Bewusstseins befinden. Es kann vorkommen, dass Sie innere Bilder oder intensive Gefühle erleben. Sollte das der Fall sein, dann lassen Sie diese einfach wie Wolken an Ihnen vorüber ziehen. Lassen Sie jeden Gedanken, jedes Gefühl und jedes Bild einfach wieder gehen.

Energie durch Aufmerksamkeit lenken

Die Mönche, des alten chinesischen Klosters „Shaolin", wissen bereits seit Jahrhunderten um die enorme Kraft der universellen Energie und sind in der Lage diese beliebig durch ihren Körper zu lenken. Sie gelten als Begründer aller Kampfkunstformen dieser Welt und haben die Fähigkeit der Steuerung, der universellen Lebensenergie, bis zur Perfektion entwickelt. Sie sind dadurch in der Lage, teilweise medizinisch, Unerklärbares zu leisten.

Das Zertrümmern von Gegenständen und eine völlige Schmerzunempfindlichkeit werden von einigen Medizinern als reine körperliche Abhärtung gewertet. Die Shaolin betonen jedoch immer wieder, dass deren gefährliche Übungen, ohne das „bewusste" Lenken der Lebensenergie, bereits zu zahlreichen Verletzungen führte und sie nur durch das Steuern der universellen Lebensenergie in der Lage sind, ihre unglaublichen Fähigkeiten zu demonstrieren.
Was die Shaolin zur Perfektion gebracht haben, können Sie auch als Ungeübter, in kleinem Maße, selbst erleben. Die Lebensenergie, welche die Shaolin zu außergewöhnlichen Leistungen befähigt, strömt auch in Ihnen! Sind Sie neugierig geworden? Wollen Sie einmal testen wozu Sie,

bereits ohne jahrzehntelange Meditations-
erfahrung, in der Lage sind? Dann lassen Sie uns
beginnen. Nein, Sie brauchen nicht den Besen aus
dem Schrank zu holen und diesen nun auf dem
Kopf Ihres Lebensgefährten zertrümmern. Die
folgende Übung ist viel einfacher und führt
dennoch bei den meisten Menschen zu einem
Aha-Effekt.

Übung (erster Teil):

Setzen Sie sich bequem auf einen Stuhl und
lenken Sie Ihre Aufmerksamkeit in Ihre linke
Hand. Kneifen Sie bitte nun mit den Fingernägeln
des Daumens und des Zeigefingers der rechten
Hand, in die Haut des linken Handrückens.
Kneifen Sie zunächst vorsichtig und erhöhen Sie
den Druck bis es leicht schmerzt, jedoch
auszuhalten ist. Sobald Sie einen leichten Schmerz
spüren, halten Sie den Druck so lange aufrecht,
dass der Schmerz 5-8 Sekunden lang anhält und
lassen Sie dann los.

Konzentrieren Sie sich nun vollständig auf den
Handrücken Ihrer linken Hand. Lenken Sie
wirklich Ihre komplette Aufmerksamkeit in den
Schmerz. Fühlen Sie sich in ihn hinein. Versuchen

Sie den Schmerz zu deuten. Ist es eher ein stechender Schmerz? Ist es eher ein brennender Schmerz? Wie fühlen Sie sich mit diesem Schmerz? (Ende der Übung)

Haben Sie die Übung mit Ruhe durchgeführt und versucht meine Fragen wirklich offen zu beantworten? Sehr gut. Gehen wir nun zum zweiten Teil dieser Übung über.

<u>Übung (zweiter Teil):</u>

Massieren Sie den Handrücken Ihrer linken Hand etwas und lassen Sie etwas Zeit vergehen, so dass keine Kneifspuren (Druckstellen) mehr zu sehen sind und auch der Schmerz komplett verschwunden ist. Setzen Sie sich nun bequem auf einen Stuhl, diesmal vor einen Tisch. Atmen Sie ein paar Mal ruhig und gleichmäßig ein und aus. Kneifen Sie nun wieder mit dem Zeigefinger und dem Daumen der rechten Hand (am besten mit den Fingernägeln) in den Handrücken Ihrer linken Hand. Nehmen Sie jedoch eine andere Stelle als vorher. Geben Sie wieder so viel Druck, dass Sie einen Schmerz spüren, dieser jedoch noch auszuhalten ist. Halten Sie den Druck und dadurch den Schmerz, so lange wie beim ersten Mal, gleichmäßig an. Lassen Sie dann den linken Handrücken los und legen Sie Ihre rechte Hand auf den vor oder neben Ihnen stehenden Tisch.

Ganz wichtig:
Lenken Sie nun Ihre ganze Aufmerksamkeit nur in Ihre rechte Hand. Nichts Anderes ist jetzt mehr wichtig. Fühlen Sie sich voll und ganz in Ihre rechte Hand hinein. Fühlen Sie die Stelle an der Ihre Hand auf dem Tisch aufliegt.

Sie können sich leichter auf Ihre rechte Hand konzentrieren, wenn Sie sich folgende Fragen stellen:

Ist diese Stelle eher kalt oder warm?

Ist der Druck mit dem Ihre rechte Hand auf dem Tisch liegt eher leicht oder stark?

Ist die Tischoberfläche eher glatt oder rau?

Lassen Sie sich zur Beantwortung dieser Fragen bitte genügend Zeit und versuchen Sie diese wirklich zu beantworten. Es ist wichtig, dass Sie versuchen jede einzelne Frage, für sich selbst, ausführlich und zutreffend zu beantworten.
(Ende der Übung)

Bitte führen Sie diese Übung zunächst mit voller Konzentration durch und lesen Sie dann weiter.

Konnten Sie die Fragen für sich selbst zutreffend beantworten? Haben Sie auf jede dieser drei Fragen eine Antwort gefunden? Dann lassen Sie mich bitte eine weitere Frage stellen. Wie empfanden Sie in diesem Moment den Schmerz, verursacht durch das Kneifen, auf Ihrem linken Handrücken?

Fällt es Ihnen schwer diese Frage zu beantworten? Das würde mich keinesfalls wundern, schließlich haben Sie sich voll und ganz auf die Gefühle Ihrer rechten Hand konzentriert und dadurch automatisch Ihre Aufmerksamkeit vom Schmerz abgelenkt. Sie haben sich nicht damit beschäftigt, wie intensiv der Schmerz ist oder ob es eher ein stechender oder brennender Schmerz ist.

Nein, Sie haben sich nur darauf konzentriert, wie sich Ihre rechte Hand auf der Tischplatte anfühlt. Da Menschen Ihre Aufmerksamkeit nur auf eine Sache richten können, wurde der Schmerz in der linken Hand zur Nebensache. Darüber hinaus haben Sie dem Schmerz in der linken Hand die Energie entzogen, da Sie durch die Konzentration auf die rechte Hand, mit Ihrer Aufmerksamkeit auch den Energiefluss beeinflusst haben.

Der Schmerz im linken Handrücken war, mit Sicherheit, für einige von Ihnen, liebe Leserinnen und Leser, noch spürbar. Allerdings, wird er nicht so intensiv gewesen sein, wie beim ersten Durchgang dieser Übung, bei der Sie Ihre volle Aufmerksamkeit nur und gezielt auf den Schmerz gerichtet haben. Sind Sie nun etwas verunsichert? Wiederholen Sie diese Übung ruhig ein paar Mal.

Es wird Ihnen dann immer bewusster werden, dass die schmerzende Hand, während Sie sich nur auf die Gefühle der rechten Hand konzentrieren, in den Hintergrund treten oder sogar vollständig aus Ihrer Wahrnehmung verschwinden. Je öfter Sie diese Übung durchführen, umso stärker werden Sie die Wirkung empfinden. Ganz wichtig ist, dass Sie dabei immer versuchen, den Druck mit dem Sie zukneifen, gleichmäßig lange und gleich stark, wie beim ersten Zukneifen, zu halten. Ebenfalls sollten Sie immer darauf achten, zwischen dem ersten und dem zweiten Zukneifen, so lange abzuwarten, bis der vorherige Schmerzreiz und die sichtbaren Druckstellen komplett verschwunden sind. Wie ich bereits kurz erwähnt habe, sind Sie nur in der Lage sich mit Ihrem Verstand, auf eine Sache zu konzentrieren. Indem Sie sich auf die nicht schmerzenden Gefühle der rechten Hand konzentriert haben, kam es zu einer

Harmonisierung Ihres Gefühls. Auch wenn der Schmerzreiz und der Druck, mit dem Sie zugekniffen haben, derselbe war, so haben Sie ihn nicht als solchen empfunden. Mit der Harmonisierung des Gefühls, wirkt gleichzeitig die Harmonisierung des Körpers. Alles ist miteinander verbunden. Während wir uns nur auf die Gefühle der rechten, nicht schmerzenden, Hand konzentrieren, verschwinden langsam die Druckstellen und der Schmerzreiz der linken Hand. Der Körper stellt den normalen Hautzustand des linken Handrückens automatisch wieder her, allerdings mit dem Vorteil, dass wir nicht unter dem Schmerz leiden müssen. Vielleicht sagen Sie jetzt, dass die Konzentration auf die rechte Hand lediglich den Schmerzreiz unterdrückt hat, aber keinesfalls einen Heilanstoß gegeben hat.

Dem möchte ich gerne wie folgt widersprechen: Eine Übung kann nicht das ganze Ausmaß eines Heilungsprozesses durch Quantenenergie demonstrieren. Diese Übung soll lediglich dazu dienen, Sie Schritt für Schritt an das Thema heranzuführen. Ich bin mir sicher, dass viele von Ihnen, während dieser Übung, schon einen kleinen Aha-Effekt hatten. Nachdem Sie diese Übung ein paar Mal erfolgreich durchgeführt haben, konnten Sie nun feststellen und am eigenen Körper erfahren, wie Sie in der Lage sind, auf das Empfinden Ihres Körper Einfluss zu nehmen. Im folgenden Kapitel möchte ich noch einen kleinen Schritt weiter gehen. Um eine vollständige Harmonisierung der, für Ihr Übergewicht verantwortlichen Disharmonien, anzustoßen müssen Sie noch einen kleinen Schritt weitergehen. Bis jetzt haben Sie gelernt, wie Sie Ihre Aufmerksamkeit und den Energiefluss von einer Stelle Ihres Körpers, in eine andere Stelle Ihres Körpers lenken. Wenn Sie bestehende Disharmonien, in Ihrem mentalen und physischen Körper, ausgleichen möchten müssen Sie nach den Methoden, die ich Ihnen hier vorstelle, dazu in der Lage sein, dass Gefühl in Ihren Händen anzugleichen.

Die Synchronisation

Um mit der Quantenenergie erfolgreich abzunehmen ist es notwendig, dass Sie in der Lage sind willkürlich eine Harmonisierung, der für das Übergewicht verantwortlichen Ursachen, anzustoßen. Bevor ich Ihnen, die in meinen Augen, möglichen Ursachen detailliert aufführe, ist es wichtig, dass ich Ihnen zunächst einmal die Grundübung zum Anstoß der Harmonisierung vorstelle.

Die folgende Übung der Synchronisation trainiert genau diese Fähigkeit. Bevor Sie jedoch mit der folgenden Übung beginnen, möchte ich Sie bitten, sich noch einmal zu vergewissern, dass Sie auch wirklich ungestört sind. Sollten Sie Familie haben und im Moment nicht alleine sein, legen Sie dieses Buch beiseite, bis Sie einen Moment Zeit für sich und diese Übung haben. Sollte es notwendig sein, stellen Sie bitte das Telefon und die Türklingel ab und gehen Sie in ein Zimmer, in dem Sie ungestört sind.

Diese Übung ist nicht nur der Schlüssel zum Abnehmen mit Quantenenergie, sondern stellt den Schlüssel zu sämtlichen Änderungen, mit Hilfe der universellen Energie, dar. Sie ist daher zu wichtig um sie nur nebenbei zu praktizieren. Es ist wirklich sehr wichtig, dass Sie, die in diesem Buch beschriebenen Übungen, mit voller Achtsamkeit und Konzentration üben. Glauben Sie mir, auch wenn Sie am Anfang bei einigen Übungen vielleicht noch Probleme haben, werden Sie schnell Fortschritte machen, die Sie dazu motivieren am Ball zu bleiben.

Legen Sie sich auf eine bequeme Unterlage und strecken die Arme und Beine gemütlich aus. Sie sollten eine ausreichend breite Unterlage wählen, wie zum Beispiel Ihre Wohnzimmercouch. Ich empfehle, dass Sie sich einfach in Ihr Bett legen, sich jedoch nicht zudecken, da die Decke Ihre Empfindungen stören kann. Lockern Sie zu enge Kleidungsstücke. Wenn es nötig ist, öffnen Sie den Knopf Ihrer Hose. Atmen Sie nun tief ein und halten Sie den Atem für einige Sekunden an, so wie Sie es von den vorherigen Übungen bereits kennen. Übertreiben Sie es nicht, aber warten Sie ruhig bis der natürliche Drang zum Weiteratmen einsetzt und er Ihnen zeigt, dass es nun wieder Zeit zum Atmen ist. Atmen Sie dann einfach in einem ruhigen Atemrhythmus gleichmäßig weiter. Lassen Sie Ihren Körper für sich atmen. Sie werden nun wieder spüren, wie diese Atemtechnik und der damit verbundene Gasaustausch in Ihrer Lunge, Ihren Körper mehr und mehr entspannt. Nachdem Sie die Atemübung 1-3 Mal durchgeführt haben, sollten Sie spürbar ruhiger geworden sein.

Schließen Sie nun Ihre Augen und stellen Sie sich einen Schalter vor. Egal, ob Sie sich einen Kippschalter oder einen Drehschalter vorstellen, wichtig ist, dass Sie ihn entweder vor Ihrem geistigen Auge sehen oder einfach wissen, dass er da ist. Nehmen Sie sich ruhig eine Weile Zeit, bis Sie die Vorstellung eines Schalters haben. Dieser Schalter hat zwei Funktionen. Zum Einen die Funktion "ein" und zum Anderen die Funktion "aus".

Nachdem Sie nun Ihren persönlichen Schalter in Ihrer Vorstellung kreiert haben, lenken Sie Ihre volle Aufmerksamkeit nur auf Ihre linke Hand. Nichts Anderes ist nun mehr wichtig. Konzentrieren Sie sich nur auf Ihre linke Hand und legen Sie in Ihrer Vorstellung Ihren Schalter auf Ihre linke Hand. Schalten Sie bitte nun in Ihrer Vorstellung Ihre linke Hand, mit Hilfe dieses Schalters, einfach aus. Schalten Sie Ihre linke Hand bis zum Handgelenk einfach ab, indem Sie den Schalter auf die Position "aus" stellen. Sie werden spüren, dass sich die linke Hand etwas anders anfühlt, als die rechte Hand. Noch einmal. Sobald Sie den Schalter auf die Position "aus" stellen, schalten Sie damit gedanklich Ihre linke

Hand, auf die sich Ihre volle Aufmerksamkeit richtet, bis zum Handgelenk einfach ab. Sie werden dann spüren, dass sich die linke Hand etwas anders anfühlt als die rechte Hand. Sobald Sie auch nur den geringsten Unterschied in Ihren Händen spüren können, legen Sie den Schalter von Ihrer linken Hand nun auf die rechte Hand. Schalten Sie auch diese einfach bis zum Handgelenk ab. Sie werden dann spüren, dass sich das Gefühl in der rechten Hand, an das Gefühl in der linken Hand angleicht. Die Harmonisierung ist angestoßen.

Sollten Sie noch irgendwelche Zweifel daran haben, ob sich beide Hände nun gleich anfühlen oder nicht, dann legen Sie den Schalter probeweise einfach auf Ihren linken Arm, zwischen Handgelenk und Schulter. Schalten Sie dann einfach, so wie Sie es mit der Hand getan haben, auch Ihren linken Arm bis zur Schulter ab. Wenn Sie das in Ihrer vollen Aufmerksamkeit tun, werden Sie spüren, dass sich dann auch der linke Arm etwas anders anfühlt, als der rechte Arm. Sollte es Ihnen nicht sofort gelingen, verzweifeln Sie bitte nicht. Nach wenigen Durchgängen werden Sie dazu mühelos in der Lage sein. Wenn Sie Ihren linken Arm nun abgeschaltet haben, legen Sie Ihren Schalter auf den rechten Arm zwischen Handgelenk und Schulter. Schalten Sie auch diesen gedanklich und in voller Aufmerksamkeit ab. Sie werden spüren Sie sich das Gefühl des rechten Arms an das Gefühl im linken Arm angleicht. Theoretisch ist es möglich, dass Sie mit dieser Methode, sämtliche Körperteile angleichen. Nicht nur Ihre Hände und Arme, sondern auch Ihre Füße, Unterschenkel und Oberschenkel. Wenn Sie mögen und in dieser Übung noch etwas mehr Sicherheit bekommen möchten, rate ich Ihnen dazu, die Übung auch mit Ihren Füßen, Unterschenkels und Oberschenkels durchzuführen. Für die Methode des Abnehmens mit Quantenenergie, so wie ich sie in diesem Buch vorstelle, ist jedoch nur die Angleichung des Gefühls in den Händen notwendig.

Es spielt nämlich keine Rolle auf welches Körperteil sich Ihre Konzentration, während der Synchronisation und dem Anstoß der Harmonisierung, richtet. Die einzelnen Körperteile dienen lediglich als Hilfestellung für Sie. Ob Sie nun die Hände zur Synchronisation verwenden oder Ihre Füße, spielt überhaupt keine Rolle. Der Einfachheit halber bleibe ich, in diesem kleinen Ratgeber, bei den Händen. Wie können wir diese Übung jedoch auf das Abnehmen übertragen? Es spielt keine Rolle welches Ziel Sie verfolgen, der Anstoß der Harmonisierung wirkt auf alle Symptome des Körpers, welche durch eine Disharmonie entstanden sind. Wir können jedoch die Harmonisierung auch gezielt auf ein bestehendes Symptom oder Problem anwenden. Wenn Sie den Übungen bis hierhin gefolgt sind, haben Sie bereits willkürlich Kontakt mit Ihrem reinen Bewusstsein aufgenommen und das Prinzip der Harmonisierung kennen gelernt. Sie haben nun die Basis für diese Änderung, mit Hilfe der universellen Quantenenergie, nicht nur theoretisch erlesen, sondern auch praktisch erfahren. Nun kommen wir gezielt auf Ihr eigentliches Anliegen, das Abnehmen.

In den folgenden Übungen möchte ich mit Ihnen, in einzelnen Schritten, die Synchronisation bzw. Harmonisierung, der für Ihr Übergewicht infrage kommenden Ursachen, vornehmen. Hierzu gibt es zwei Möglichkeiten. Die eine Möglichkeit wäre, dass ich Ihnen die, aus meiner Sicht und praktischen Erfahrung, möglichen Ursachen aufzähle und wir diese nacheinander behandeln, indem Sie die Synchronisation auf dieses Thema gezielt anwenden. Die zweite Möglichkeit, welche aus meiner Sicht noch effektiver ist, wäre es, dass Sie die, für Sie persönlich in Frage kommenden Ursachen, ebenfalls durch gezielte Übungen bearbeiten. Damit Sie aus diesem Buch den für Sie größten Nutzen ziehen können, schlage ich vor, dass Sie beide Wege gehen. Ich werde Ihnen einige Übungen zur Synchronisation bzw. Harmonisierung aufzeigen die, in meiner täglichen Praxis, oft zur Anwendung kommen und allgemein auf das Abnehmen ausgerichtet sind. Anschließend können Sie dann noch einmal tief in sich gehen und die, für Sie persönlich in Frage kommenden, Ursachen durch die Übungen, die Sie dann bereits kennen werden, bearbeiten. Sind Sie bereit? Dann lassen Sie uns doch einfach anfangen. Nachdem Sie die möglichen seelischen Ursachen energetisch bearbeitet haben, fahren wir mit der Synchronisation Ihres Appetits fort. Nachdem Sie das Alles schrittweise energetisch bearbeitet haben, sollten sowohl die möglichen seelischen Ursachen, als auch der Appetit, auf zu fett- und zuckerhaltige Speisen, harmonisiert sein. Dies kann in Einzelfällen bereits nach dem ersten Durchgang der Übungen der Fall sein. Erfahrungsgemäß rate ich Ihnen jedoch die Übungen regelmäßig zu praktizieren.

In der ersten Woche rate ich dazu, die Übungen täglich zu praktizieren. Ab der zweiten Woche können Sie auf 2-3 Übungseinheiten pro Woche reduzieren. Bitte nehmen Sie sich die Zeit. Machen Sie das Thema Abnehmen für Sie noch wichtiger, als es jetzt schon ist. Wenn Sie sich die Zeit im Moment nicht nehmen können oder nehmen wollen, rate ich Ihnen, aus ganzem

Herzen, dieses Buch jetzt beiseite zu legen und es zu einem Zeitpunkt, an dem Sie mehr Ruhe haben, noch einmal zur Hand zu nehmen. In unserer täglichen Heilerarbeit arbeiten mein Mann und ich regelmäßig mit diesen Übungen. Dies tun wir aus Überzeugung und aufgrund der hohen Wirksamkeit die wir, bei diesen Übungen, beobachten können. Sie wirken jedoch nur dann, wenn man sie mit einer gewissen Offenheit und in Ruhe praktiziert.

Gezielte Synchronisation zum Abnehmen

Folgende allgemein mögliche Ursachen werden mit Hilfe der Synchronisation bzw. Harmonisierung im Weiteren bearbeitet:

Stress
Einsamkeit und fehlende Liebe
Sorgen und Ängste

Abnehmen mit "gezielter" Harmonisierung. Erinnern Sie sich noch an den Löwen, den ich im Vorwort erwähnt habe? Dieser Löwe hatte leider keine Möglichkeit, sich gegen die äußeren Umstände zur Wehr zu setzen. Sie jedoch schon!

Als Mensch sind Sie, mit Hilfe Ihres Verstandes dazu in der Lage Ursachen, für ein bestimmtes Problem, erkennen. Nicht nur das, Sie sind durch Wissen dazu in der Lage, sich selbst zu helfen. Diese Tatsache verdanken Sie Ihrem Bewusstsein (bewussten Verstand). Darüber hinaus sind Sie auch dazu in der Lage sich immer wieder, mit Hilfe der in diesem Buch vorgestellten Selbsthilfemethoden, selbst zu harmonisieren und dem alltäglichen Stress sowie sonstigen Faktoren, die Sie immer wieder aus dem Gleichgewicht bringen, entgegenzuwirken. Allerdings besteht die Möglichkeit, dass Sie nach einer erfolgreichen Harmonisierung, durch äußere Faktoren, wieder aus dem Gleichgewicht kommen können.

Da Sie jedoch nun über die Methode der Harmonisierung informiert sind, sind Sie in der Lage die einzelnen Faktoren, mit Hilfe der Synchronisation, immer wieder aufs Neue ins Gleichgewicht zu bringen. Dies wirkt sich, meiner Erfahrung nach, nicht nur auf Ihr Hauptziel, das Abnehmen, aus. Wenn Sie die Synchronisation regelmäßig und vorsorglich in Verbindung mit den aufgeführten Themen anwenden, werden Sie, meiner Erfahrung nach, auch über das Abnehmen hinaus, weitere positive Veränderungen feststellen können. Seien Sie gespannt!

Bitte sorgen Sie, bei der Durchführung der folgenden Synchronisationsübungen, wieder dafür, dass Sie ausreichend Zeit für die Durchführung haben und nicht mehr gestört werden. Wenn Sie im Folgenden eine, allgemein in Frage kommende, Ursache für sich persönlich völlig ausschließen können, brauchen Sie die dazugehörige Synchronisationsübung selbstverständlich nicht durchzuführen. Wenn Sie in Ihrer Kindheit von Ihren Eltern ausgiebig geliebt wurden und sich zugleich in einer glücklichen und harmonischen Partnerschaft befinden, so wird Einsamkeit oder fehlende Liebe, als mögliche Ursache, für eine „seelisch bedingte Nahrungsaufnahme", wohl eher nicht in Frage kommen.

Ursache: Stress

Setzen oder legen Sie sich bequem hin. Schließen Sie die Augen und atmen Sie tief ein. Halten Sie jetzt den Atem so lange an, bis Sie spüren, dass sich der natürliche Atemreflex meldet. Übertreiben Sie es dabei nicht. Es reicht, wenn Sie den Atem ein paar Sekunden anhalten. Atmen Sie dann wieder aus und anschließend normal weiter. Sie werden spüren, wie der dadurch hervorgerufene Gasaustausch in Ihrer Lunge Sie mehr und mehr entspannt.

Wenn Sie diese Atemtechnik 1-3 Mal wiederholt haben, sollten Sie spürbar ruhiger geworden sein.

Führen Sie nun zur Einstimmung die allgemeine Übung zur Synchronisation (Schalter auf Hand) durch.

Schließen Sie Ihre Augen und gehen Sie gedanklich auf die Suche nach jenen Situationen, die Ihnen in Ihrem Alltag spürbaren Stress bereiten. Gehen Sie gedanklich, von morgens bis abends, Ihren Alltag durch und suchen Sie sich Ihre persönlichen Stresssituationen heraus. Bei dieser Übung kann es vorkommen, dass Sie, während Sie sich an den Stress erinnern, den Stress auch wirklich spüren. Das Fühlen von Emotionen ist im Sinne dieser und der folgenden Übungen auch förderlich. Fühlen Sie sich in den Stress hinein, soweit es Ihnen möglich ist. Wenn Sie Ihren Alltag, mit den darin vorkommenden Stresssituationen, einmal im Schnelldurchlauf durchgegangen sind und im Optimalfall den Stress auch spüren können, lenken Sie die entstandenen Gefühle nun in Ihre linke Hand. Konzentrieren Sie sich dabei wirklich nur auf Ihr Gefühl und nur auf Ihre linke Hand! Nichts Anderes ist an diesem

Punkt sonst wichtig. Anschließend formulieren Sie in Gedanken die folgenden Worte und sprechen diese laut aus:

„Wann immer ich die Übung der Synchronisation ausübe, wird das Positive immer das Negative ersetzen."

Vielleicht stellen Sie sich die Frage, warum Sie sich diese Worte selbst sagen sollen. Sie werden im Folgenden die negativen und teilweise für das falsche Essverhalten verantwortlichen Gefühle in die linke Hand leiten und positive Gefühle, die im direkten Bezug zu diesen negativen Gefühlen stehen, in die rechte Hand. Mit der Formulierung dieser Worte geben Sie sich selbst eine Suggestion (Affirmation), welche den Anstoß der Harmonisierung unterstützen kann. Sie können die Übungen auch ohne diese, an Sie selbst gerichtete, Suggestion durchführen. Allerdings vertrete ich die Meinung, dass man Alternatives Heilen, egal ob wissenschaftlich belegt oder nicht, durchaus mit wissenschaftlich belegten Selbsthilfemethoden kombinieren kann. Suggestionen und Affirmationen gehören zu den wissenschaftlich als wirksam nachgewiesenen Methoden. Dies zeigen die Erfolge der klinischen Hypnose, welche mittlerweile auch von Medizinern praktiziert wird. Wenn Menschen meine Hilfe als Heilerin aufsuchen, rate ich ihnen immer dazu, Zielformulierungen auszusprechen oder aufzuschreiben. Meiner Erfahrung nach ist das eine wunderbare Methode, die sich mit der energetischen Arbeit sehr gut verbinden lässt. Ich rate Ihnen, liebe Leserinnen, lieber Leser, das Aussprechen oder Aufschreiben von Wünschen und Zielen nicht zu unterschätzen!

Sie haben sich, mit der von mir vorgeschlagenen "Affirmation", selbst eine Zielvorgabe gegeben, dass Positives, Negatives ersetzt. Sie wissen auch vor Beginn der Übung, warum Sie die Übung praktizieren. Aus diesem Grund verzichte ich auf komplizierte oder problemorientierte Affirmationen. Mit dem Wissen, dass Sie abnehmen wollen, ist eine separate Formulierung des Ziels, bei der in diesem Ratgeber beschriebenen Methode zum energetischen Abnehmen, überflüssig.

Manchmal bekomme ich auch die Frage gestellt, warum die Worte darauf ausgerichtet sind, ein negatives Gefühl durch ein Positives zu ersetzen. Schließlich geht es um eine Angleichung der Gefühle. Ich finde diese Frage durchaus berechtigt. Es gibt Heilerkollegen die eine Synchronisation so durchführen, dass sie das negative Gefühl beispielsweise in die linke Hand fließen lassen und diese Hand dann an die rechte Hand angleichen lassen, ohne vorher ein positives Gefühl in die rechte Hand fließen lassen zu haben. Ich finde das völlig in Ordnung. Es scheint ja zu funktionieren. Ich konnte in meiner Arbeit, mit den beschriebenen Methoden, jedoch feststellen, dass viele meiner Klienten auf die Übungen besser reagierten, wenn sie im Gegenzug zur negativen Emotion, auch eine positive Emotion entwickelten und diese, vor der eigentlichen Synchronisation, zunächst in die rechte Hand lenkten. Diese Erfahrung möchte ich mit Ihnen, liebe Leserin, lieber Leser, in diesem Ratgeber gerne teilen. Nun jedoch weiter mit der Synchronisationsübung

Wenn Sie die entstandenen negativen Gefühle in die linke Hand fließen lassen und die genannten Worte zu sich selbst gesagt haben, lösen Sie Ihre Aufmerksamkeit von den Stressfaktoren und gehen nun auf die Suche nach Situationen aus Ihrem Leben, in denen Sie besonders ruhig und ausgeglichen waren. Wenn es in Ihrem Alltag solche Momente gibt, können Sie auch diese wählen. Wichtig ist an dieser Stelle nur, dass Sie sich ausschließlich auf die Momente, und das damit verbundene positive Gefühl der inneren Ruhe und Ausgeglichenheit, konzentrieren. Wenn Sie mindestens eine Situation, in Verbindung mit einem positiven Gefühl von innerer Ruhe und

Harmonie gefunden haben, lenken Sie dieses Gefühl in Ihre rechte Hand und konzentrieren Sie sich ausschließlich auf das positive Gefühl und auf Ihre rechte Hand. Nichts Anderes ist in diesem Moment wichtig!

Nun folgt wieder die Synchronisation (Schalter auf Hand). Sie brauchen nichts Anderes zu tun, als die Synchronisation, wie im Kapitel "Die Synchronisation" beschrieben, durchzuführen. Nachdem Sie das Gefühl in Ihren Händen synchronisiert haben, haben Sie die Harmonisierung angestoßen.

Ursache: Einsamkeit und fehlende Liebe

Setzen oder legen Sie sich bequem hin. Schließen Sie die Augen und atmen Sie tief ein. Halten Sie jetzt den Atem so lange an, bis Sie spüren, dass sich der natürliche Atemreflex meldet. Übertreiben Sie es dabei nicht. Es reicht, wenn Sie den Atem ein paar Sekunden anhalten. Atmen Sie dann wieder aus und anschließend normal weiter. Sie werden spüren, wie der dadurch hervorgerufene Gasaustausch in Ihrer Lunge, Sie mehr und mehr entspannt. Führen Sie nun zur Einstimmung die Übung zur Synchronisation durch. Zu Beginn, wie auch beim ersten Beispiel "Stress", wieder so, wie Sie es im Kapitel "Die Synchronisation" gelesen haben.

Schließen Sie die Augen und gehen Sie gedanklich auf die Suche nach jenen Situationen in Ihrem Leben, an denen Sie sich einsam oder allein gelassen gefühlt haben. Sei es ein Moment aus der Kindheit oder Momente aus dem gegenwärtigen Leben. Wundern Sie sich bitte nicht wenn vor Ihrem geistigen Auge, Situationen auftauchen, in denen Sie eigentlich nicht alleine sind. Zum Beispiel eine Situation, in der Sie mit Ihrem Lebensgefährten einen Film anschauen oder etwas unternehmen, denn auch in der Partnerschaft können Menschen sich einsam fühlen. Lassen Sie bei dieser Übung nur so viele Gefühle zu, wie Sie können und wollen.

In einigen Fällen können hierbei auch Tränen fließen. Falls das bei Ihnen der Fall sein sollte, so seien Sie sich dessen bewusst, dass Sie kein Einzelfall sind. Emotionen sind erwünscht. Sobald Sie Emotionen spüren können, unabhängig davon, ob Sie diese einer Situation zuordnen können, lenken Sie diese Emotionen in Ihre linke Hand und konzentrieren Sie sich nur auf Ihre Emotionen und auf Ihre linke Hand. Nichts Anderes ist an dieser Stelle wichtig. Anschließend formulieren

Sie in Gedanken wieder die folgenden Worte und sprechen diese laut aus:

„Wann immer ich die Übung der Synchronisation ausübe, wird das Positive immer das Negative ersetzen."

Lösen Sie sich bitte wieder von den negativen Gefühlen. Gehen Sie nun auf die Suche nach einem Gefühl der Geborgenheit und Liebe, ein solches Gefühl sollte jeder einmal erlebt haben. Die Erinnerung an eine entsprechende Situation in Ihrer Vergangenheit kann dabei sehr hilfreich sein. Sollten an dieser Stelle Tränen fließen, lassen Sie es einfach zu. Sie arbeiten an Ihren Gefühlen! Wenn Sie immer noch Schwierigkeiten, bei der Empfindung des positiven Gefühls, haben sollten, stellen Sie sich einfach vor, wie sich ein Gefühl von Liebe und Geborgenheit anfühlen würde. Sobald Sie dann ein gewisses Gefühl der Anerkennung, Liebe oder Geborgenheit empfinden können, lassen Sie dieses Gefühl in Ihre rechte Hand fließen. Konzentrieren Sie sich dabei nur auf Ihre rechte Hand und das positive Gefühl! Nun folgt wieder die Synchronisation (Schalter auf Hand). Sie brauchen nun nichts Anderes zu tun als die, im Kapitel "Die Synchronisation" beschrieben, Synchronisation durchzuführen. Nachdem Sie das Gefühl in

Ihren Händen synchronisiert haben, haben Sie die Harmonisierung angestoßen.

Ursache: Sorgen und Ängste

Setzen oder legen Sie sich bequem hin. Schließen Sie die Augen und atmen Sie tief ein. Halten Sie jetzt den Atem so lange an, bis Sie spüren, dass sich der natürliche Atemreflex meldet. Übertreiben Sie es dabei nicht. Es reicht, wenn Sie den Atem ein paar Sekunden anhalten. Atmen Sie dann wieder aus und anschließend normal weiter. Sie werden spüren, wie der dadurch hervorgerufene Gasaustausch in Ihrer Lunge Sie mehr und mehr entspannt. Wiederholen Sie diese Atemtechnik 1-3 Mal.

Führen Sie nun zunächst wieder die Synchronisation durch.

Schließen Sie danach die Augen und gehen Sie gedanklich auf die Suche nach aktuellen Sorgen und Ängsten. Ich bin mir fast schon sicher, dass Sie mit dieser Übung überhaupt keine Probleme haben werden. Fast jeder Mensch macht sich über irgendetwas Sorgen oder hat aktuelle Probleme. Besonders wenn Sie Kinder haben, werden Sie mir hier sicher zustimmen. Selbst wenn es in Ihrem Leben recht harmonisch zugeht, so ist das eigene Kind oft der Grund für Sorgen und Ängste. Egal ob Probleme in der Schule, die Pubertät oder die erste Beziehung des eigenen Kindes. Als Mutter oder Vater macht man sich immer Sorgen. Das ist auch völlig normal und liegt in der Natur der Dinge, schließlich üben wir, im Bezug auf unsere Kinder, eine Schutzfunktion aus. Wenn diese Sorgen und Ängste jedoch so ausgeprägt sind, dass sie bei uns ein Verhalten auslösen das, wie das übermäßige Essen, zu Schaden führt, sollte man rechtzeitig die Notbremse ziehen. Aber auch wenn Sie keine Kinder haben, fällt Ihnen mit Sicherheit Einiges ein. Sobald Sie, vor Ihrem geistigen Auge, eine Situation gefunden haben oder sich einfach wieder eine negative Emotion einstellt, leiten Sie diese in die linke Hand. Konzentrieren Sie sich auf diese Emotion und dabei nur auf Ihre linke Hand. Nichts Anderes ist in diesem Moment wichtig.

Anschließend formulieren Sie in Gedanken wieder die folgenden Worte und sprechen diese laut aus:

„Wann immer ich die Übung der Synchronisation ausübe, wird das Positive, immer das Negative ersetzen."

Nachdem Sie das getan haben, lösen Sie sich wieder von diesen Gefühlen indem Sie sich nun vorstellen, Sie würden ein Leben führen, in dem es diese Ängste und Sorgen nicht gibt. Tun Sie dabei einfach so, als ob es dieses Leben wirklich geben würde und fühlen Sie sich voll und ganz dort hinein. Konzentrieren Sie sich so lange darauf, bis sich ein damit verbundenes positives Gefühl einstellt, welches Sie dann in Ihre rechte Hand lenken. Falls es Ihnen beim ersten Versuch nicht gleich gelingen sollte, so verzweifeln Sie bitte nicht. Bei dem Einen geht es schneller, bei dem Anderen etwas langsamer. Jeder Mensch ist anders. Wenn Sie jedoch Ihre volle Aufmerksamkeit auf diese Vorstellung konzentrieren und Ihrer Fantasie, wie ein Kind, freien Lauf lassen, so wird es Ihnen früher oder später gelingen, sich eine Welt vorzustellen in der es Ihre Probleme nicht gibt. Auch wenn es nur eine Vorstellung ist, werden sich dann ebenfalls früher oder später positive Emotionen einstellen.

Diese positiven Gefühle hat Ihr Inneres in Bezug auf Ihre Ängste und Sorgen selbst kreiert. Weil diese persönlichen Gefühle tief aus Ihrem Inneren kommen, können Sie zweifelsfrei davon ausgehen, dass diese optimal zur Synchronisation und als Gegenpol, zu Ihren negativen Emotionen, geeignet sind. Wenn Sie die Gefühle in Ihre rechte

Hand fließen lassen haben, beginnen Sie unmittelbar danach wieder mit der Synchronisation um die Harmonisierung anzustoßen. Bei dieser Übung bekomme ich in den Einzelsitzungen, die ich als Coach und Heilerin anbiete, manchmal die Frage gestellt, ob diese Übung überhaupt einen Sinn hat. Schließlich sind die Ursachen, für die Sorgen und Ängste, dadurch nicht behoben. Es geht jedoch nicht darum, die Ursachen dieser Probleme zu beseitigen, das liegt außerhalb meiner Möglichkeiten, sondern es geht vielmehr darum die Auswirkungen dieser Sorgen und Ängste zu reduzieren. Ziel ist es, durch den Anstoß der Harmonisierung, mit Hilfe der Synchronisations-übung, negative Gefühle, die über das normale Maß hinausgehen, soweit zu schwächen, dass der Betroffene nicht mehr an deren Auswirkungen leidet. Wenn jemand das Gefühl hat von Ängsten und Sorgen überwältigt zu werden, kann es vorkommen, dass er nach Möglichkeiten sucht diese zu „betäuben". Dies geschieht in der Regel unbewusst und eines der möglichen Ausgleichsverhalten ist die übermäßige Nahrungsaufnahme. Da es in diesem Buch speziell um das Thema Abnehmen geht, werde ich auf andere mögliche Verhaltensmuster nicht weiter eingehen.

An dieser Stelle haben wir alle allgemeinen Themen, die ich auch in meiner täglichen Praxis mit meinen Klienten zur Gewichtsreduktion bearbeite, durchgearbeitet. Nun möchte ich noch auf Ihre, für Sie persönlich in Frage kommenden, Ursachen eingehen. Das Leben ist sehr vielseitig und wir Menschen haben alle unsere eigene Geschichte. Es wäre naiv anzunehmen, dass die, bis hierhin besprochenen, möglichen Ursachen für jeden Menschen ausreichend sind um alle möglichen Faktoren des Übergewichts zu neutralisieren. Wenn Ihnen also noch ein Thema oder eine Gefühlslage einfällt, die bisher noch nicht, von den, bis hierhin, angesprochenen, Übungen, bearbeitet werden konnte, dann sind Sie nun in der Lage diese, mit Ihrem erlangten Wissen, selbst energetisch zu bearbeiten. Gehen Sie dazu einfach genauso vor, wie Sie es bisher, mit den beschriebenen Übungen, getan haben. Der Ablauf ist immer derselbe.

1. Atemtechnik
2. Synchronisation
3. Einfühlen in das Negative (Gefühle in die linke Hand leiten)
4. Formulierung der Affirmation
5. Einfühlen in das Positive (Gefühle in die rechte Hand leiten)
6. Synchronisation

Durchlaufen Sie einfach die einzelnen Schritte mit dem Thema, welches Sie persönlich gerne energetisch bearbeiten und harmonisieren möchten. Auch wenn es in diesem Buch speziell um das Abnehmen geht werden Sie, auch sonst in Ihrem Lebensgefühl, eine positive Veränderung feststellen. Durch den Anstoß der Harmonisierung wollen Sie zwar, mit diesem Buch, in erster Linie abnehmen, setzen jedoch, durch das regelmäßige Praktizieren, eine positive Veränderung Ihres kompletten Lebensgefühls in Gang. Alles ist miteinander verbunden. Die energetische Harmonisierung ist eine ganzheitliche Anwendung und das Übergewicht, lediglich „ein" Symptom.

Die Umstellung des Appetits

Vielleicht sind Sie schon sehr lange auf der Suche nach einer Möglichkeit, dauerhaft an Gewicht zu verlieren. Einige von Ihnen, liebe Leserinnen, liebe Leser, sind vielleicht seit einigen Monaten übergewichtig, andere von Ihnen vielleicht bereits seit Jahren. Im Laufe der Zeit hat sich Ihr falsches Essverhalten zu einer, in Ihrem Unterbewusstsein fest verankerten, Gewohnheit entwickelt. Sobald etwas zu einer Gewohnheit geworden ist, ist es sehr schwer sie bewusst wieder zu ändern. Viel schwerer wiegt jedoch der Suchtfaktor der sich, durch zu fett- und zuckerhaltige Speisen ebenfalls im Laufe der Zeit, bei uns einschleicht. Folgenden Satz, den ich einmal von einem Gesundheitsexperten gehört habe, finde ich nicht übertrieben:

Raffinierter Zucker (nicht der in Früchten vorhandene natürliche Zucker) ist wie Heroin. Er tötet nur viel, viel langsamer.

Raffinierter Zucker, der in den Fabriken hergestellt wird, ist ein unnatürlicher Stoff den unser Körper von Natur aus nicht kennt. Er weiß damit nicht umzugehen. Dass er unserem Körper schadet, weiß mittlerweile jedes Kind. Es gibt jedoch auch zahlreiche Forscher die der festen

Überzeugung sind, dass Zucker sogar ein Suchtstoff ist. Hierzu ein kleines Beispiel. Stellen Sie sich einmal eine Situation vor, in der Sie Heißhunger auf etwas Süßes haben. Stellen Sie sich nun vor, wie in dieser Situation vor Ihnen, ein Tisch steht auf dem zum Einen Ihre Lieblingssüßigkeit (Schokoriegel oder Ähnliches) und zum Anderen ein Apfel, reichhaltig an natürlichem Zucker, liegt. Ich bin überzeugt davon, dass 90 % von Ihnen, liebe Leserinnen, liebe Leser, sich automatisch zuerst für Ihre Lieblingssüßigkeit entscheiden würden, bis Ihr Verstand Ihnen dann sagt, dass der Apfel ja viel gesünder ist.

Viele übergewichtige Menschen bekommen, bei Heißhunger auf Süßigkeiten, durch den Verzehr Ihrer Lieblingsspeise einen gewissen Kick, ein besonderes Gefühl der Befriedigung, das beim Verzehr eines Apfels nicht der Fall ist. Der Verzehr von raffiniertem Zucker, in Form von Süßigkeiten, gepaart mit künstlichen Aromen, ist für viele übergewichtige Menschen einfach unwiderstehlich. Bis hierhin die schlechte Nachricht. Das Gute ist jedoch, dass unser Körper über enorme Selbstheilungskräfte verfügt, die wir, unter Anderem durch energetische Methoden, aktivieren und beschleunigen können.

Die folgende Übung zur Synchronisation dient genau dazu.

Der Ablauf ist wieder derselbe, wie bei den vorherigen Übungen. Diesmal konzentrieren Sie sich, bei dieser Übung, jedoch nicht auf seelische Blockaden, sondern gezielt auf Ihren Appetit.

Praktizieren Sie die Atemtechnik. Wenn Sie etwas ruhiger geworden sind, führen Sie die Synchronisation durch. Nun formulieren Sie die Affirmation und sprechen Sie diese laut aus.

Wenn Sie das getan haben, folgt zunächst das Einfühlen in das Negative. Schließen Sie dazu Ihre Augen und stellen Sie sich vor, Sie befinden sich in einem Raum. In diesem Raum befindet sich ein Tisch, gedeckt mit all den Dingen, von denen Sie wissen, dass Sie sie gerne mögen, die Sie jedoch dick und damit unglücklich machen. Schauen Sie gedanklich auf diesen gedeckten Tisch und stellen Sie sich jede dieser dick- und krankmachenden Leckereien ganz genau vor. Es spielt keine Rolle, wie Sie diese Dinge auf dem Tisch anordnen. Stellen Sie sich beispielsweise vor, wie der fette Braten mit der dicken Sauce, unmittelbar neben der Schokoladentorte und den Softdrinks steht. Nicht jeder Mensch ist gut darin

Dinge zu visualisieren, aber jeder ist in der Lage sich etwas vorzustellen. Sobald Sie dann all diese dick- und krankmachenden Scheinnahrungsmittel vor Ihrem geistigen Auge sehen, stellen Sie sich vor, wie es an diesem Tisch riechen würde. Rufen Sie dazu einfach Ihre Erinnerungen ab. Sie wissen, wie all diese Dinge riechen und können es sich einfach vorstellen.

Riechen Sie zum Beispiel zunächst an dem fetten Braten mit der fetten Sauce, dann an der Schokoladentorte und als nächstes vielleicht an den Keksen oder Bonbons. Sobald Sie den Geruch der einzelnen Gerichte und Speisen wahrnehmen, wird er ein Gefühl in Ihnen auslösen. Je nachdem, wie lange Sie, die bisher beschriebenen Übungen, zur Synchronisation bzw. Harmonisierung, schon praktizieren, wird dieses Gefühl entweder Appetit, Abneigung oder Gleichgültigkeit sein. Im Falle von Abneigung oder Gleichgültigkeit können Sie die Augen mit einem Lächeln öffnen und die Sitzung beenden. Sollte das Gefühl jedoch ein mit einem Verlangen gekoppelter Appetit sein, so lassen Sie bitte Ihre Augen geschlossen und stellen Sie sich vor, welche Folgen es hat, wenn Sie all diese Speisen nun zu sich nehmen und noch einmal 20 Kilo zunehmen. Stellen Sie sich diese Folgen so intensiv vor, dass daraus ein negatives Gefühl entsteht und lassen Sie dieses dann in Ihre linke Hand fließen, so wie sie es auch bei den anderen Übungen getan haben.

Sobald das geschehen ist, stellen Sie sich vor, wie dieser Tisch durch zwei Kellner ausgewechselt wird und sich nun ein Tisch vor Ihnen befindet, der gedeckt ist, mit all den Dingen von denen Sie wissen, dass Sie dadurch schlank und gesund werden, von denen Sie aber auch wissen, dass diese bisher nicht auf Ihrem täglichen Speiseplan standen. Nun stellen Sie sich auch diese Dinge so deutlich wie möglich vor. Frische sonnengereifte Früchte, frisch zubereitetes und herrlich duftendes Gemüse. Wenn Sie kein Vegetarier sind, auch mageres, fettarmes und dennoch wohlriechend zubereitetes Fleisch. Herrliche Salate, in allen möglichen Variationen, die appetitlich duften. Stellen Sie sich nun vor, was geschehen würde, wenn Sie sich an diesen Dingen satt essen. Stellen Sie sich vor, wie Sie, durch den Verzehr dieser guten Nahrungsmittel, mit der Zeit immer schlanker und schlanker werden und endlich das Leben als schlanker Mensch, mit all den Vorteilen, die Sie dann haben, genießen können. Konzentrieren Sie sich auf sich selbst, als schlanker Mensch.

Stellen Sie sich vor, wie Sie in den Spiegel schauen und sich selbst in Ihrem Optimalgewicht sehen und Ihren schlanken Körper spüren können. Wie würde sich Ihr Leben verändern, wenn Sie schlanker und attraktiver wären. Was wäre das Schönste, das Sie als schlanker Mensch erleben würden? Wie könnte sich Ihr Leben, aufgrund Ihres neuen schlanken Körpers, noch verändern? Welche positiven Dinge könnten, als schlanker Mensch, auf Sie zukommen, an die Sie bisher noch nicht gedacht haben? Könnte sich daraus vielleicht eine noch glücklichere Partnerschaft ergeben? Lassen Sie Ihrer Fantasie an dieser Stelle freien Lauf. Die daraus entstehenden positiven Gefühle, lassen Sie anschließend in Ihre rechte Hand fließen, so wie Sie es bisher bei den Übungen getan haben. Führen Sie dann wieder die Synchronisation durch.

Lassen Sie sich, von der Vielfalt dieser Übung, bitte nicht erschlagen. Wenn Sie diese Übung zum ersten Mal in diesem Buch lesen, wird sie Ihnen vielleicht etwas schwierig vorkommen. Lesen Sie dieses Kapitel einfach noch einmal durch und verinnerlichen Sie, mit dem Lesen, die Schritte die ich aufgeführt habe. Wenn Sie dieses Kapitel, gegebenenfalls zwei oder drei Mal, durchgelesen haben werden Sie sicher in der Lage sein die Übung, auch ohne Zuhilfenahme dieses Buches, mit geschlossenen Augen durchzuführen. Mit den Menschen, die meine Hilfe als Heilerin aufsuchen, übe ich diese Übung in Einzelsitzungen. Ich bin jedoch überzeugt davon, dass Sie diese Übung, auch als Leserin, bzw. Leser, recht schnell beherrschen und umsetzen können werden

Nachwort

Mit diesem Ratgeber, der etwa sechs Monate nach der Veröffentlichung des Buches „Anleitung zum Heilen mit Quantenenergie", geschrieben von meinem Ehemann und Heilerkollegen Friedbert Fromm, veröffentlicht wurde, halten Sie exakt die selbe Anleitung in den Händen, die ich auch meinen Klienten zur Nachsorge mit nachhause gebe. Ursprünglich war dieses Manuskript nur für jene Menschen gedacht, die meine Hilfe als Coach und Heilerin aufsuchen und mit dem Wunsch an mich heran treten, sich endlich, ohne Jojo-Effekt, von ihrem Übergewicht zu befreien. Gerade für Leute, die sich noch nicht mit dem energetischen Heilen beschäftigt haben, wird sich das zunächst komisch anhören. Wenn man abnehmen möchte geht man doch in ein Fitnessstudio oder zur Ernährungsberatung, aber doch nicht zu einer Heilerin. Meine Aufgabe ist es jedoch nicht nur die Selbstheilungskräfte meiner Klienten, beispielsweise durch Handauflegen, zu aktivieren.

Ich sehe meine Aufgabe auch darin, Hilfesuchenden, in jeder Lebenslage, Selbsthilfemethoden mit auf den Weg zu geben und sie darin zu unterrichten, sich energetisch selbst zu helfen. Meine Klienten müssen nicht wissen warum diese Methoden funktionieren. Sie müssen keine Quantenphysiker sein, damit sie mit energetischen Übungen Wirkungen erzielen. Das Schöne an der Arbeit mit energetischen Selbsthilfemethoden ist, dass sie, meiner Erfahrung nach, auch dann wirken, wenn man sie einfach offenherzig praktiziert. Viele Menschen wissen auch nicht, wie der Sauerstoff über unsere Lunge ins Blut gelangt und dennoch atmen sie und ersticken nicht. Daher sehe ich meinen kleinen praktischen Ratgeber, dessen Inhalt man sofort umsetzen und vor allem schnell verstehen kann, als wertvolle Hilfe. Was liegt da näher als diesen Ratgeber zu veröffentlichen und nicht nur meinen Klienten vorzubehalten. Sie halten mit diesem Büchlein eine wertvolle Anleitung in Ihren Händen, die bereits vielen Menschen geholfen hat ihr Gewicht zu reduzieren.

An dieser Stelle möchte ich noch einmal auf die Wunderpille zu sprechen kommen, die ich im Vorwort bereits erwähnt habe. Auch wenn diese Methoden zum Anstoß der Harmonisierung hoch effektiv sind, reicht es nicht sie einmal durchzuführen und diesem Ratgeber dann für immer beiseite zu legen. Das Leben bereitet uns schöne, aber auch weniger schöne Momente und wir werden, in unserem modernen hektischen Alltag, leider immer wieder aus unserem Gleichgewicht gebracht. Es ist daher, meiner Meinung nach, notwendig die Übungen in diesem Buch regelmäßig zu praktizieren. Die nächste Frage die mir oft gestellt wird, wenn ich diesen Tipp meinen Klienten gebe, ist: "Wie oft muss ich denn die Übungen genau praktizieren?" Meine Antwort darauf ist zunächst Folgende: „Je nach Bedarf und besser zu oft als zu selten."

Als Mensch, mit eigener Geschichte und individuellen Bedürfnissen, sowie individuellen Schwächen und Stärken, kann und möchte ich Ihnen an dieser Stelle keine Vorlage geben. Vielmehr möchte ich Sie darum bitten, sich in Ihrem Alltag zwischendurch immer wieder selbst zu fragen wie Sie sich fühlen. Ich empfehle Ihnen, dass Sie zwischendurch immer wieder einmal einen Blick in Ihr Inneres werfen und sich selber fragen, ob Sie sich zum Beispiel in diesem Moment eher wohl oder unwohl fühlen.

Wenn Sie wieder einmal an einem Punkt kommen, an dem Sie zum Beispiel übermäßigen Heißhunger auf etwas verspüren, hören Sie in sich hinein und fragen Sie sich selbst, ob dieser Hunger körperlicher oder seelischer Natur ist. Machen Sie es sich langsam zu einer Gewohnheit, erst in sich hineinzuhören und gegebenenfalls die beschriebenen möglichen Ursachen und negativen Gefühle, durch die in diesem Buch beschriebene Synchronisationstechnik, zu harmonisieren. Jedes Mal, wenn Sie das tun, wird es Ihnen immer leichter fallen und es wird irgendwann zu Ihrem Alltag gehören.

Zu Beginn rate ich jedoch dazu, entweder eine oder alle der beschriebenen Übungen, in den ersten ein bis zwei Wochen täglich, zu praktizieren. Wie ich bereits sagte, ist es besser sie zu oft, als zu selten durchzuführen. Vor allem ist es, wie bereits erwähnt, wichtig, dass Sie diese Übungen zu einer Gewohnheit werden lassen und dazu ist ein tägliches Praktizieren, in der Anfangszeit, ebenfalls sehr wichtig. Sie werden sich sehr schnell an die Übungen gewöhnen und es wird Ihnen immer leichter fallen gefühlsmäßige Veränderungen auch bewusst wahrzunehmen.

Viele meiner Klienten berichten mir, dass während sie sich darauf konzentrieren ihre Gefühle zu deuten und diese dann energetisch zu bearbeiten, sich das übermäßige oder falsche Essen, ohne Absicht in den Hintergrund schiebt.

Die Veränderung geschieht nebenbei. Sie konzentrieren sich vielmehr darauf ihre Gefühle zu deuten und eine Harmonisierung anzustoßen, als darauf, das Problem mit Essen zu betäuben. Sobald das Praktizieren der energetischen Selbsthilfemethoden zu Ihrem Alltag gehört, wird sich erfahrungsgemäß auch hier Abnehmerfolg einstellen.

Ich wünsche Ihnen, von ganzem Herzen, dass Sie bei der Umsetzung dieser Übungen Spaß haben und diese auch wirklich praktisch anwenden und in Ihren Alltag integrieren. Freuen Sie sich über jedes Kilo, welches Sie in der nächsten Zeit verlieren werden und stellen Sie sich immer wieder bildlich vor, wie stark sich Ihr Leben, in jeder Hinsicht, als schlanker Mensch ändern wird. Wenn Sie heute in den Spiegel schauen und sich als übergewichtiger Mensch betrachten, so mag das den Einen oder Anderen vielleicht erschrecken. Aber denken Sie bitte auch daran, dass schlank sein ein völlig natürlicher Zustand ist und Ihr Körper hilft Ihnen, in jeder Hinsicht, dabei diesen Zustand wieder herzustellen. Anders als der Löwe, von dem ich in diesem Buch berichtet habe, sind Sie als Mensch in der Lage mit Ihrem Bewusstsein Dinge willkürlich zu verändern und all jene Dinge wieder ins Gleichgewicht zu bringen, die zum Beispiel durch unseren modernen Alltag, immer wieder auf unnatürliche Art und Weise, aus dem Gleichgewicht geraten. Sie sind kein Opfer, sondern dazu in der Lage Einfluss zu nehmen!

In diesem Sinne wünsche ich Ihnen, von ganzem Herzen, alles Gute!

Maria Fromm

Hinweis:

Dieses Buch ist im Sinne des geistigen Heilens geschrieben und verfolgt somit das Ziel, Methoden zur Aktivierung der Selbstheilungskräfte zu vermitteln. Ersetzen Sie bitte nicht Ihre ärztlich verordnete Behandlung durch die in diesem Buch vorgestellten Methoden. Die genannten Übungen und Methoden dienen der Förderung der Selbstheilungskräfte. Es werden in diesem Ratgeber keine Heilungsversprechen gegeben.